DE QUELQUES CAS

D'ÉPISTAXIS CRITIQUES

DANS LA FIÈVRE TYPHOÏDE

PAR

JULES HERCK
Docteur en médecine de la Faculté de Paris,
Ancien externe des hôpitaux de Paris.

PARIS
A. PARENT, IMPRIMEUR DE LA FACULTÉ DE MÉDECINE
A. DAVY, successeur
52, RUE MADAME ET RUE MONSIEUR-LE-PRINCE, 14

1883

d 2

DE QUELQUES CAS

D'ÉPISTAXIS CRITIQUES

DANS LA FIÈVRE TYPHOÏDE

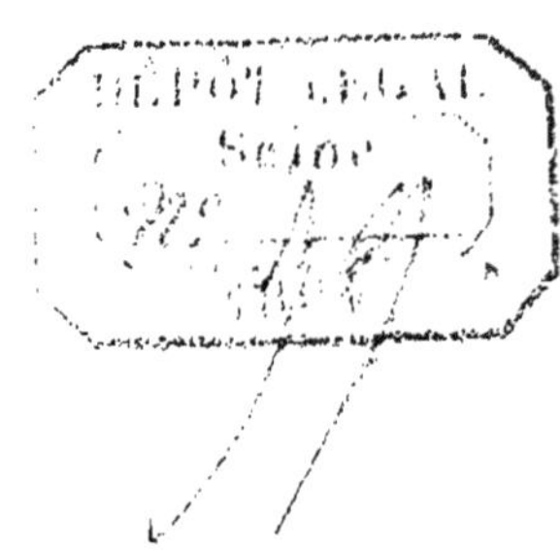

PAR

Jules HERCK
Docteur en médecine de la Faculté de Paris,
Ancien externe des hôpitaux de Paris.

PARIS
A. PARENT, IMPRIMEUR DE LA FACULTÉ DE MÉDECINE
A. DAVY, successeur
52, RUE MADAME ET RUE MONSIEUR-LE-PRINCE, 14

1883

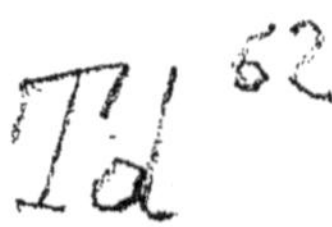

A MON PÈRE, A MA MÈRE

A MA SŒUR

A MADEMOISELLE J. BOIBLAUX

A MES PARENTS

A MES AMIS

A MON PRÉSIDENT DE THÈSE

M. LE PROFESSEUR HAYEM

A MES MAITRES

M. LE DOCTEUR LANCEREAUX

M. LE DOCTEUR TH. ANGER

M. LE DOCTEUR BERNUTZ

M. LE DOCTEUR H. BARTH

M. LE DOCTEUR L. DREYFUS-BRISAC

DE QUELQUES CAS

D'ÉPISTAXIS CRITIQUES

DANS LA FIÈVRE TYPHOIDE

AVANT-PROPOS.

En suivant les visites de M. le Dr Dreyfus-Brisac, notre attention fut appelée, il y a quelques mois, sur un cas d'épistaxis assez abondante, dans le cours d'une fièvre typhoïde, ayant amené une amélioration immédiate de l'état général du malade.

En parcourant les traités généraux, les divers articles de dictionnaire, les thèses publiées sur la dothiénentérie, on est frappé de la diversité d'opinions des auteurs sur les épistaxis à la période d'état et sur la valeur pronostique qu'il faut attribuer à ce symptôme, toute leur sollicitude semblant se porter de préférence sur l'hémorrhagie qui est la plus fréquente à cette période de la maladie : nous avons nommé l'hémorrhagie intestinale. Nous désirons en conséquence attirer l'attention un moment sur le pronostic favorable de cette variété d'hémorrhagie et sur le dénouement brusque qui souvent lui est consécutif.

Il nous reste, avant de terminer ces quelques mots, un agréable devoir à remplir, celui de remercier bien sincèrement M. le Dr Dreyfus-Brisac qui nous a indiqué le sujet de cette thèse, et dont l'aimable obligeance a grandement facilité notre tâche.

Nous tenons aussi à exprimer notre reconnaissance à M. G. Colleville, interne des hôpitaux, qui a bien voulu mettre à notre disposition des documents utiles.

Avant d'exposer quelle marche nous nous proposons de suivre dans cette courte étude, nous prions M. le professeur Hayem de vouloir bien agréer nos sincères remerciements pour l'honneur qu'il nous fait en acceptant la présidence de cette thèse.

DIVISION.

Nous avons divisé notre sujet de la façon suivante :

1° Dans un premier chapitre, nous esquisserons rapidement l'histoire des épistaxis en général dans la fièvre typhoïde.

2° Un second paragraphe exposera les opinions émises par les principaux auteurs sur la valeur pronostique des hémorrhagies en général et des épistaxis en particulier ;

3° Ensuite nous définirons la crise, et nous dirons en quelques mots, la pathogénie, les conditions de ces épistaxis ;

4° Dans le quatrième chapitre, nous relaterons les observations que l'on a bien voulu nous communiquer, celles trouvées dans les thèses et traités, enfin, celles que nous avons recueillies personnellement, en faisant suivre chacune d'elles des réflexions qu'elles peuvent nous suggérer ;

Enfin, viendront les conclusions que nous croyons pouvoir tirer de cette thèse.

CHAPITRE PREMIER.

HISTORIQUE.

Nous diviserons notre historique en deux périodes : la première comprend les travaux des principaux auteurs qui mentionnent les hémorrhagies nasales dans des maladies décrites sous des titres divers. Mais ces affections qui, toutes, ont une dénomination particulière, peuvent, d'après l'ensemble des symptômes qu'on leur a attribués, être considérées comme une seule et même maladie que nous appelons dothiénentérie et fièvre typhoïde depuis les écrits de Bretonneau et de Louis : La deuxième période s'étend de 1826 à nos jours :

Première période. — Les saignements de nez dans les fièvres graves étaient connus des anciens. Hippocrate les mentionne et, pour bien montrer leur fréquence, les désigne sous le nom d'hémorrhagia dans le livre III des épidémies.

Galien les signale aussi en traitant de la fièvre.

Au commencement du XVIIe siècle, Spigèle les observe fréquemment dans une fièvre qui régnait souvent dans diverses parties de l'Italie.

Plus tard, Sydenham décrit après Willis une fièvre distincte de la *febris pestilens*, et ne manque pas de faire ressortir la fréquence de ce symptôme.

En 1699, Hoffmann (de Halle), traitant d'une fièvre qu'il désigne sous le nom de *febris petechizans vel spuria*, et qui, comme toutes celles dont nous venons de parler, était probablement la fièvre typhoïde appelle l'attention sur certaines hémorrhagies, et joint le mot *narium* (narines) à celui d'*hœmorrhagia* pour spécifier le siège de l'hémorrhagie.

Puis viennent Vogel et Pinel qui leur donnent le nom d'*épistaxis* (επι, sur; σταζειν, tomber goutte à goutte), sous lequel elles sont connues.

En 1734, Ebenezer Gilchrist insiste sur les écoulements de sang par les narines dans son essai sur la fièvre nerveuse (Essay on nervous Fever). Son exposé a évidemment trait à la fièvre typhoïde.

Vers 1750, Van Swieten fait très bien remarquer les épistaxis qui surviennent au début de la fièvre. Il suffit, pour s'en convaincre, de lire ses commentaires à l'article *febris ardens*.

Deuxième période. — En 1826, Bretonneau eut le mérite de prouver que la maladie était toujours localisée dans les glandes de l'iléon et fit ressortir l'importance des hémorrhagies occasionnées par cette fièvre qu'il a nommée *dothiénentérie* (Δοθιην, bouton, et εντερον, intestin).

En 1829, Louis a soin de noter la fréquence de l'hémorrhagie nasale dans cette maladie à laquelle il a, le premier, donné le nom de fièvre typhoïde et, depuis, ce terme a été généralement employé.

C'est seulement en 1834 que nous voyons Andral et Chomel, dans leurs leçons cliniques, parler de l'influence que semble avoir l'épistaxis sur la marche de la fièvre typhoïde.

Vers 1840, les hémorrhagies nasales occupent une large place dans la pathologie infantile, à l'article fièvre typhoïde (Roger, Rilliet, Barthez).

En 1841, la fréquence des épistaxis est fort bien relatée

dans les intéressantes observations que renferme le traité de l'entérite folliculeuse de Forget.

Jenner (1850), Jacquot (1854), dans leurs statistiques sur la fièvre continue, n'omettent pas de noter les écoulements de sang par les narines.

En 1855, Remilly a réuni, dans un excellent travail, un grand nombre d'observations sur la fièvre typhoïde, qu'il a disposées par groupes en tenant exactement compte de la forme de la fièvre, et en notant tous les cas où des épistaxis étaient apparues (épidémie typhoïde de 1853 ; thèse 1855).

Grisolle, dans sa pathologie interne, les signale à toutes les périodes de la fièvre.

En 1862, Murchison, dans son livre sur la fièvre typhoïde, fait une assez large place à l'épistaxis. Il la mentionne au début de la fièvre, vers le milieu de la deuxième semaine, dit quelques mots de sa valeur diagnostique et pronostique et n'omet pas le mode de traitement ; il en parle aussi à l'article complications.

En 1864, Sorre, dans sa thèse sur la valeur séméiotique de l'épistaxis, soutient que les épistaxis atténuent fréquemment les symptômes généraux de la dothiénentérie.

La même année, Griesinger (Maladies infectieuses), a fait des recherches pleines d'intérêt sur la valeur de l'épistaxis dans la dothiénentérie, et Chedevergne, dans sa thèse inaugurale sur la fièvre typhoïde et ses manifestations congestives, inflammatoires et hémorrhagiques, insiste sur l'action des épistaxis.

Dans l'ouvrage de Lorain sur la Température du corps humain (Lorain et Brouardel, 1877), où nous avons puisé quelques renseignements précieux, se trouvent consignées plusieurs observations où les hémorrhagies intestinales, nasales et autres paraissent avoir exercé une certaine influence sur la température et sur la marche de la maladie.

En 1873, Bourneville a publié quelques observations où les épistaxis ont eu une action marquée sur la température et le pouls (Notes et Observations cliniques et thermométriques sur la fièvre typhoïde).

L'année suivante, J. Cazalis, dans sa thèse, soutient que les épistaxis modèrent les congestions internes (De la valeur de quelques phénomènes congestifs dans la dothiénentérie).

Citons encore l'article Epistaxis de Martineau dans le Dictionnaire de Médecine et de Chirurgie pratiques; les noms de Mirza Ali, Génie, Azambre, J. Perrin, Masse, Bouchard; les thèses de Leconte Edmond (sur les hémorrhagies dans la fièvre typhoïde) (1881); de Chaumanet (Epistaxis de la fièvre typhoïde) (1880); la thèse d'agrégation de M. Hutinel (sur la convalescence et les rechutes de la fièvre typhoïde) (1883); les articles Epistaxis et Dothiénentérie du traité de Pathologie interne de Jaccoud, qui émettent quelques considérations intéressantes sur le sujet qui nous occupe.

CHAPITRE II

Après ce rapide rappel bibliographique, nous allons passer en revue les opinions des principaux auteurs sur la valeur des hémorrhagies en général et des épistaxis en particulier dans le cours de la dothiénentérie.

Pour Grisolle, les hémorrhagies sont presque toujours

symptomatiques d'une altération du sang ou d'une lésion des solides : La défibrination du sang, c'est-à-dire la diminution de la fibrine au-dessous de son chiffre normal, est une des causes les plus puissantes des hémorrhagies, telles sont les hémorrhagies dans les pyréxies graves ou lorsque le sang a été altéré par la pénétration d'un virus quelconque. Il ne mentionne les épistaxis qu'au début de la maladie. Quant aux hémorrhagies suivies d'un amendement notable dans les symptômes, elles sont très rares, et il n'est question que des hémorrhagies intestinales, encore cela n'arrive-t-il que lorsque l'affection est de moyenne gravité et que les malades sont peu affaiblis.

Trousseau, dans ses cliniques, déclare qu'après avoir lu les leçons de Graves, il est forcé d'admettre que les hémorrhagies intestinales n'ont pas la gravité qu'on veut bien leur accorder. Mais cependant il insiste sur le danger de cette complication; silence complet sur les épistaxis dans le cours de la dothiénentérie.

Nous mentionnerons en passant pour mémoire : Gübler (Gaz. Médicale de Paris, 1868), qui, s'occupant du flux sanguin menstruel non lié aux actes qui s'accomplissent du côté de l'ovaire, parle des épistaxis utérines au début de la maladie sous l'influence de l'excitation du système circulatoire qui caractérise l'état fébrile, et de la congestion facile des membranes muqueuses; cet éminent professeur conclut que ces exhalations sanguines peuvent se montrer dans les différentes phases des affections pyrétiques.

Griesinger (Traité des Maladies infectieuses) : l'épistaxis n'est pas en général l'expression d'une diathèse hémorrhagique de l'organisme, elle paraît plutôt être le produit d'un processus congestif ou catarrhal : il parle de l'épistaxis de la première semaine, qui, en général, est peu grave : pour l'épistaxis dans le cours de la fièvre typhoïde, il en recherche l'origine purement locale dans l'intensité des catarrhes des muqueuses.

Hardy et Béhier (Pathologie interne, tome IV) ne se préoccupent que des hémorrhagies intestinales, signalant seulement les cas d'épistaxis utérines de Gübler. Pour eux, les hémorrhagies de la seconde période doivent éveiller la sollicitude du médecin, sans le décourager.

Liebermeister considère les épistaxis de la seconde période comme ayant un pronostic aussi grave que les hémorrhagies intestinales.

Que dit Jaccoud dans son Traité de Pathologie interne? L'épistaxis du second septenaire de la fièvre typhoïde a, selon les cas, deux significations opposées : elle est salutaire chez les individus robustes atteints d'accidents cérébraux congestifs, auxquels elle sert de dérivation critique; elle est grave chez les individus faibles, dans les formes adynamiques, parce qu'elle ajoute à la faiblesse du malade et favorise ainsi la production d'autres hémorrhagies en même temps qu'elle aggrave les accidents de l'anémie cérébrale.

Ailleurs, dans ce même traité, à l'article Typhus abdominal, on trouve encore : Au début de la période de réparation, au même moment où l'on a à craindre l'hémorrhagie intestinale, on peut observer des épistaxis qui ont une tout autre signification que celle des premiers jours de la fièvre typhoïde; elles sont les indices d'une disposition hémorrhagique créée par la maladie : elles coïncident fréquemment avec l'éruption pétéchiale, et constituent, pour peu qu'elles soient abondantes, un phénomène d'une extrême gravité.

Cadet de Gassicourt (Traité clinique des Maladies de l'Enfance), à propos des accidents de la fièvre typhoïde, parle ainsi des épistaxis : Au début, chez les enfants, ce signe n'a que très peu de valeur, parce que les saignements de nez sont chose commune dans l'enfance, particulièrement aux approches de la puberté, survenant sous l'influence de la moindre fatigue, de la chaleur, d'un refroidissement brusque ou même sans aucun motif bien appréciable; de plus, cet auteur observe, d'après son expérience personnelle, que cet accident est moins commun qu'on ne le dit, au début de la fièvre typhoïde.

Pendant son cours, les hémorrhagies n'y sont pas un accident commun; les hémorrhagies nasales ou intestinales peuvent être plus ou moins abondantes, mais elles sont rarement assez fortes pour mettre la vie en péril; il a vu deux cas où, malgré le tamponnement des fosses nasales, les malades ont facilement guéri.

Martineau, dans son article Epistaxis du Dictionnaire de Médecine et de Chirurgie pratiques, à propos des épistaxis adynamiques, après avoir parlé de celles du début, ajoute : Enfin, on trouve dans la science quelques observations où la convalescence est indiquée comme ayant commencé après une ou plusieurs épistaxis. Plus loin, il voit dans les épistaxis du début des hémorrhagies critiques de certains symptômes cérébraux; mais dans celles qui surviennent à la période d'état ou bien au déclin de la fièvre typhoïde, elles constituent un accident fâcheux, car elles sont l'indice d'une profonde altération de l'économie et sont d'un augure funeste, car elles sont la preuve d'un état adynamique ou ataxique grave.

Chaumanet (Epistaxis dans la Fièvre typhoïde, 1880) donne plusieurs observations que nous résumons plus loin et pose dans ses conclusions : Modérées, dans le cours de la fièvre typhoïde, les épistaxis n'ont pas d'action nuisible sur la marche et la durée de la maladie ; abondantes et répétées, elles débilitent, anémient le malade et entraînent une convalescence lente ou tardive ; enfin, leur valeur pronostique est fâcheuse si elles coïncident avec d'autres hémorrhagies.

Telles sont également les conclusions du professeur Lorain dans ses leçons cliniques sur la température du corps humain, leçons publiées par M. le professeur Brouardel.

Leconte, dans sa thèse sur les hémorrhagies dans la fièvre typhoïde (1881), donne également quelques observations d'épistaxis favorables dans le cours de la dothiénentérie ; dans ses conclusions, il dit que les hémorrhagies foudroyantes sont à peu près les seules qui soient mortelles dans la fièvre typhoïde ; les autres sont en général favorables ou n'ont qu'une influence peu sensible sur le processus typhique. Cependant, elles ont toujours une action favorable quand elles font disparaître les phénomènes congestifs ; assez souvent elles amendent les symptômes et améliorent l'état général du malade. C'est surtout dans le second et au commencement du troisième septenaire qu'elles peuvent avoir une influence heureuse sur l'issue de la maladie.

M. Hutinel, dans sa remarquable thèse d'agrégation de 1883 sur la convalescence et les rechutes de la fièvre typhoïde, parle des terminaisons critiques de la dothiénentérie, surtout du côté de la peau, mais il effleure à peine les hémorrhagies comme phénomènes critiques.

En résumé, nous voyons que la plupart des auteurs s'accordent à reconnaître : 1° Qu'en fait d'hémorrhagie, il faut tenir compte de la proportion entre le poison typhogène et la résistance du terrain sur lequel il évolue; 2° que beaucoup d'entre eux ne s'occupent surtout que des épistaxis sans gravité par elles-mêmes et portant en soi un pronostic favorable; 3° que ces mêmes auteurs, en fait d'hémorrhagies critiques à la fin du second ou même du troisième septenaire, ne s'occupent que des hémorrhagies intestinales; 4° que lorsqu'ils traitent des épistaxis au cours de la dothiénentérie, ils voient là une tendance hémorrhagique de l'économie et une altération profonde du sang : si elles ne sont pas mortelles, elles entraînent au moins un pronostic très grave, eu égard à l'avenir du typhique; 5° que si quelques-uns d'entre eux, comme Lorain, Jaccoud, Leconte, Hutinel, admettent une amélioration assez considérable à leur suite, c'est à condition qu'il s'agisse d'individus robustes peu profondément touchés par le poison typhique, et qu'il n'y ait pas d'autres hémorrhagies qui puissent singulièrement aggraver le pronostic.

C'est à cette dernière opinion que nous nous rallions, tout en nous permettant d'être un peu plus affirmatifs sur la bénignité du pronostic, et nous terminerons en citant l'opinion émise par Chédevergne dans sa thèse (De la Fièvre typhoïde et de ses manifestations) : « La maladie » est jugée par des excrétions séreuses ou des évacua- » tions sanguines spontanées (diarrhée, sueurs, expec- » torations, hémorrhagies nasales ou intestinales), il y » a révulsion ou dérivation et l'on marche à grands pas » vers la disparition de la maladie. »

CHAPITRE III.

Munis de ces documents, nous allons pouvoir aborder l'étude pathogénique et les conditions dans lesquelles se développent les épistaxis critiques. Et d'abord, nous sommes en droit de nous demander : Qu'est-ce qu'une crise?

Le mot *crise*, emprunté au grec χρισις, qui signifie jugement, est une de ces expressions métaphoriques dont se servaient les anciens pour exprimer, par une image, les phénomènes qu'ils supposaient se passer dans le corps humain, à l'état morbide ; pour eux, la maladie étant un être malfaisant qui s'attaque au corps, la nature médiatrice accourt à la défense de celui-ci ; la lutte entre ces deux principes constitue l'évolution du processus morbide, et si cette lutte se termine en faveur du patient, la maladie est jugée : l'expression de ce jugement, c'est la crise. Suivant Hippocrate, on le sait, la cause de la fièvre consiste dans un vice quelconque des humeurs, et dans toute maladie fébrile, la nature travaille incessamment à neutraliser ou à réduire la matière morbigène à un état qui puisse en permettre l'élimination par les émonctoires naturels. Si le produit pathologique est peu actif ou peu abondant, ou la constitution forte et vigoureuse, l'évacuation peut se faire insensiblement sans aucune lutte violente (lysis). Dans le cas contraire, l'expulsion a lieu avec des manifestations plus accentuées, quelquefois désordonnées, et ordinairement suivies de quelque évacuation plus ou moins abondante : sueurs, diarrhée, hémorrhagies, entraînant avec elles l'élément morbide (crisis). Suivant les idées de l'Ecole de Cos, Galien s'étendit complaisamment sur la doctrine des jours critiques : les difficultés toujours renaissantes pour déterminer la durée du jour médical, ensuite pour savoir à quel moment précis avait commencé la maladie, et à quel autre moment précis la crise l'avait terminée, entraînèrent, malgré des discussions interminables, une certaine défaveur de ces doctrines, surtout étant donné que l'attention des observateurs se portait vers l'étude anatomo-pathologique des lésions organiques : on ne mit qu'au second plan la solidarité de l'économie tout entière dans l'acte de guérison, et on aboutit nécessairement à la négation des crises.

Mais Andral, Traube, Winderlich, Thomas (de Leipzig), Ziemssen, etc., avec de nouveaux moyens d'étude, une observation plus rigoureuse et plus méthodique, ramenèrent les médecins à une nouvelle révision de la question des crises, et, depuis cette époque, les faits et les raisonnements sont venus confirmer cette rénovation des vues des anciens, justes quant au fond, mais expliquées par des moyens plus conformes aux progrès que réalise chaque jour la science.

Le caractère fondamental de la fièvre est, de l'aveu de tous, l'augmentation morbide de la température accompagnée d'un certain nombre de phénomènes dérivant du système nerveux. Puisqu'il en est ainsi, le phénomène critique capital consistera dans la diminution et la disparition de la température fébrile : Donc, dans les maladies fébriles, la crise est un fait réel, si elle est rapide, elle doit se faire en moins de quarante-huit heures ; la lysis est un mode de défervescence un peu plus long, mais également critique. Dans la fièvre typhoïde, les altérations sont telles, les perturbations sont si nombreuses

BIBLIOTHÈQUE NATIONALE RF IMPRIMÉS

et si profondes que le processus réparateur doit être lent et pénible : elle ne se juge pas en un jour, c'est par degrès qu'elle décroît et arrive à s'éteindre.

Tous les auteurs mentionnent des épistaxis au début, dans le cours, et à la fin de la fièvre typhoïde. Les épistaxis du début (1er septenaire) sont-elles critiques? Ce n'est point notre avis : elles sont favorables, mais nullement critiques, d'après les considérations énoncées antérieurement.

Comme accident local, l'épistaxis est essentiellement liée à l'encéphale, elle exerce souvent sur lui un effet salutaire. Les vaisseaux des fosses nasales sont en communication avec ceux du crâne ; c'est le même système vasculaire, puisque toutes les artères de la pituitaire viennent soit de la maxillaire interne, qui a aussi des rameaux crâniens, soit de l'ophthalmique, branche de la carotide interne. Je ne citerai pour exemple que l'artère palatine supérieure, la ptérygo-palatine et la sphéno-palatine ou nasale postérieure, qui naissent de la maxillaire interne ainsi que les méningées ; les artères ethmoïdales antérieure et postérieure, et la nasale, qui sont fournies par l'ophthalmique ; tous ces vaisseaux sont reliés entre eux par des branches collatérales. Le système veineux correspondant ne constitue qu'un seul et même réseau émis par d'innombrables anastomoses. Outre les veines qui font suite aux artères citées plus haut, et dont beaucoup ont le même trajet, il suffira de nommer la veine ophthalmique et ses afférentes, qui forment en grande partie les sinus caverneux, et établissent une des principales communications entre *intùs et extrà*. Par sa nature muqueuse, la membrane de Schneider, qui tapisse les fosses normales, est bien mieux disposée pour la production d'hémorrhagies, que toutes les autres parties. Lorsqu'il existe un flux vers la tête, c'est donc généralement par elle que le sang se fait jour, et aucun siège ne peut être plus favorable, puisque celui-ci est immédiatement évacué au dehors ; c'est donc plutôt un acte favorable qu'une complication dans la fièvre typhoïde.

Dans le processus typhique, cette hypothèse de l'hémorrhagie s'explique d'elle-même : afflux plus considérable du sang dans le système artériel et capillaire. Le trouble vital produit la congestion caractérisée par la dilatation des capillaires, qui amène à son tour une paralysie des vaso-moteurs, paralysie à laquelle concourt l'épuisement résultant d'une suractivité trop prolongée des capillaires (Weatherhead). Ceux-ci laisseront circuler plus difficilement le sang qui y afflue, condition éminemment favorable aux hémorrhagies.

Nous ne rappellerons pas les expériences physiologiques faites sur les rapports de l'innervation avec la circulation ; on sait que la section d'un nerf vaso-moteur a pour résultat une circulation exagérée dans la zone correspondante : Brown-Séquard et Vulpian ont réussi à produire des hémorrhagies en pratiquant des sections sur des points de l'encéphale. Ranvier et Vulpian ont établi aussi l'existence d'hémorrhagies par troubles nerveux qui modifient la pression et permettent l'extravasation du sang : le capillaire étant dilaté, le sang y afflue, les parois sont distendues ou même altérées, quelques globules filtrent à travers les mailles, le flot les pousse, bientôt une petite déchirure se produit et, comme un fleuve, à l'aide d'une légère filtration, perce la digue qui le retient et se répand hors de son lit, de même par l'ouverture agrandie le liquide sanguin se précipite au dehors. Ici l'action se produit du dedans au dehors.

On peut donc dire, en fin de compte, que cette hémorrhagie nasale est critique d'une congestion cérébrale, e permet à la fièvre d'évoluer plus rapidement et de se terminer dans un espace plus court ; c'est comme le coup de bistouri, donné à propos au début d'un panaris, d'un phlegmon, qui prévient les conséquences dangereuses d'un long travail inflammatoire.

Plus tard, le poison typhique a eu le temps d'infecter le sang et de ravager dans des limites excessivement variables tous les tissus de l'économie. Rappelons en quelques mots les altérations signalées par les auteurs dans le sang et les vaisseaux.

Dans le sang noir et poisseux de la période d'hyperthermie, Coze et Peltz ont vu que les globules rouges mous et diffluents, adhèrent les uns aux autres comme des masses amiboïdes, se déforment d'une façon irrégulière, prennent rapidement l'aspect crénelé et se hérissent de véritables prolongements. Denis (de Commercy) avait noté une diminution sensible du nombre des globules rouges: Becquerel et Rodier n'avaient signalé qu'une diminution très faible. Pour Andral et Gavarret, la proportion des globules rouges restait normale ou tendait même à augmenter. M. Gautier pense que le nombre des globules rouges s'accroît plutôt qu'il ne baisse à la période d'augment, tandis qu'il diminue peu à peu à la période d'état. M. Malassez conclut que dans la fièvre typhoïde la proportion des hématies se modifie peu au cours de la maladie, qu'elle baisse notablement pendant la période de défervescence pour remonter dès le début de la convalescence. M. le professeur Hayem dit également ceci : « Le nombre des globules rouges ne présente pas de variations régulières il s'abaisse après la chute de la fièvre et se relève lentement après les premiers jours de convalescence ».

L'hémoglobine subit également une certaine diminution dans la défervescence, mais revient bientôt au taux normal, à moins de grandes hémorrhagies.

Si nous examinons les globules blancs, nous verrons ceci : Bourdon et Virchow admettent une augmentation des leucocytes. Golgi nota à la fois une augmentation des leucocytes et des hématoblastes. Brouardel a signalé une augmentation dans le premier septenaire, leur chiffre peut s'élever à 60.000 par millimètre cube ; au dixième jour, il baisse au point de n'en pas avoir dans le champ de la préparation : puis peu à peu ils reparaissent jusqu'à atteindre la proportion normale jusqu'à la fin de la période de réparation.

On a constaté aussi, mais exceptionnellement, dans les vaisseaux phériphériques, l'existence de grandes cellules lymphatiques renfermant un nombre variable de globules rouges plus ou moins déformés, ou simplement des noyaux multiples, surtout dans la rate et la moelle des os (Neumann, Cornil) et leur présence paraît être en rapport avec les modifications rapides des organes hématopoïétiques.

Dans le sang typhique, la plasmine serait aussi diminuée d'un cinquième (Denis, de Commercy), on y trouverait moins d'albumine (Becquerel et Rodier), moins de fibrine (Chalvet). Les combustions sont fort augmentées, mais elles se font d'une façon incomplète ; les déchets incomplétement brûlés tendent à s'éliminer par tous les émonctoires ou à s'accumuler dans le sang.

Les lésions du cœur, pressenties par Louis et surtout par Stokes, bien décrites par Zenker et Hayem existent dans plus de la moitié des cas : elles consistent en une transformation granulo-graisseuse des fibres qui sont inégalement tuméfiées ou amincies, en une multiplication active des noyaux de ces fibres et des cellules plasmatiques de périmysium et en une endartérite caractérisée par un gonflement notable de la tunique interne ; puis retour progressif à l'état normal.

Les artères sont souvent lésées ; épaississement de la tunique interne avec un certain degré de périartérite (Hayem ; H. Martin). Donc, ces canaux qui sont altérés dans leur structure, ne peuvent avoir ni l'élasticité, ni la contractilité qui sont les conditions indispensables de leur fonctionnement régulier. En plus de ces lésions matérielles, on trouve constamment des troubles profonds de l'innervation vaso-motrice et une diminution très nette du tonus vasculaire.

M. le Docteur Duboué (de la Physiologie pathologique de la fièvre typhoïde, 1878) considère le poison typhique comme débilitant musculaire ou myoparalytique ; le cœur et les muscles vasculaires (fibres contractiles des artères) cessent de fonctionner normalement, il y aurait une stase générale et des altérations des globules qui acquièrent consécutivement des propriétés toxiques : il se produit des troubles circulatoires dus à un défaut ou au moins à une diminution de tension dans tout le système vasculaire.

M. le professeur Potain fait également entrer en ligne de compte l'altération des vaisseaux et l'action vaso-motrice se faisant sentir au moins aussi bien dans le cours de la fièvre typhoïde qu'au début. Maclagan (the Lancet. February 1873), à propos du mécanisme des hémorrhagies, les distingue suivant leur origine en plusieurs classes ; il considère celles dans le cours de la maladie, comme provenant de la tunique sous-muqueuse et musculaire, et les explique soit par une altération des parois vasculaires, soit par une déchirure secondaire sous l'influence d'une pression exagérée.

Les hémorrhagies sont multiples et très abondantes, vu la modification pathologique du sang et des vaisseaux; l'état de diffluence et de dissolution sanguine rappelle un peu la fièvre jaune; elles méritent à la maladie le nom de fièvre putride hémorrhagique. C'est alors que se déclare très vite une adynamie profonde, caractérisée par la faiblesse et la fréquence du pouls, la sécheresse de la langue et de la peau, les désordres intellectuels, la parésie ou même la paralysie des sphincters, la trémulation des lèvres et les soubresauts des tendons. Dans ces conditions, on voit apparaître fréquemment des éruptions pétéchiales, des eschares multiples, de nombreux abcès, des congestions hypostatiques des poumons, un amaigrissement considérable et trop souvent le marasme et la mort. On comprend alors le pronostic sévère qu'y attachent avec juste raison les auteurs; tous les hémostatiques internes et externes sont sans efficacité. Donc ici abondance dans la quantité de sang écoulé, intensité et généralisation de l'infection: tout concourt à l'adynamie du malade et la terminaison est fatale. Mais dans les cas où le malade est moins sidéré par l'infection typhique, il faut bien reconnaître que l'hémorrhagie modérée porte en elle-même un pronostic spécial indépendant de la maladie : ou elle aura une influence favorable sur celle-ci, les atteintes du mal n'étant que superficielles, ou bien elle ne pourra rien arrêter, la perte de sang non dangereuse par elle-même le devient par la suite de circonstances indépendantes de cet accident. Pour les cas favorables, des auteurs d'une autorité imposante, Graves, Trousseau, Kennedy (de Dublin), n'hésitent pas à le proclamer : « la plupart des malades guérissent ou sont souvent soulagés par l'apparition de l'hémorrhagie ».

Au moment où la phase de réparation commence, si l'organisme peut trouver une voie par laquelle il puisse se débarrasser de son poison morbide, il aura une dérivation heureuse. M. Jaccoud, étudiant avec soin les différentes phases de la maladie au point de vue thermique, a, le premier, fait remarquer que dans certains faits assez exceptionnels, le stade des oscillations descendantes manquait complètement, et que la défervescence se faisait aussi brusquement que dans la pneumonie. « Cette chute de la fièvre, dit M. le professeur Jaccoud, s'accompagne d'une transformation complète de l'habitus extérieur du malade, la face reprend son expression habituelle, la langue se nettoie rapidement, la restauration organique a lieu sans orage, la phase de réparation réduite au minimum se confond à vrai dire avec la convalescence ». Tantôt la température tombe brusquement sans avoir présenté d'oscillations descendantes ; la première rémission matinale étant le signal définitif de la guérison, au lieu de quelques dixièmes de degré elle comprend deux ou trois degrés, au lieu d'être passagère elle est permanente ; tantôt de longues oscillations ont commencé à paraître, la défervescence en lysis s'est ébauchée, puis brusquement, une chute de deux ou trois degrés a interrompu et parachevé cette descente progressive ; d'autres fois enfin, la température s'est élevée subitement à une hauteur de 1 à 2 degrés au dessus du maxima qu'elle possédait auparavant, sans que rien en apparence ne puisse expliquer cette ascension, puis, soit en une fois, soit en deux ressauts, le thermomètre tombe a 37 ou 36 degrés, franchissant ainsi 3 à 4 degrés en l'espace de vingt-quatre ou trente-six heures. Grâce justement aux épistaxis et autres excrétions du même genre, le malade a pu parer dans ces cas au collapsus analogue à celui qu'on observe dans la défervescence pneumonique; la modification brusque et interne, étant donnée la calorification primitive du malade, trouve dans ces excrétions un contre-poids sérieux qui permet au malade de pouvoir résister au passage subit de la maladie à la convalescence. Ce mode de défervescence brusque avait d'abord semblé particulier aux fièvres typhoïdes de courte durée; mais M. Jaccoud en a signalé l'existence du vingt-et-unième au vingt-sixième jour. M. Cadet de Gassicourt l'a vu se produire au vingt-sixième jour. On l'observe surtout chez les adolescents et chez les enfants; la médication employée est ou n'est pas sans influence sur son apparition, car nous possédons des cas où le malade n'a été traité que par l'hygiène et la pure expectation.

Les phénomènes critiques que, parmi les auteurs, M. le Dr Hanot a marqué du côté de la peau (sueurs abondantes, éruptions érythémateuses, papuleuses ou même vésico-pustules remplies de bactéries), nous les voyons ici spécialement dans les fluxions nasales portées jusqu'à l'hémorrhagie. Dans les cas de M. Hanot, la congestion et l'hyperhémie s'étaient portées sur la peau, en dérivation des divers organes internes que la maladie avait atteints; l'organisme se débarrasse ainsi de son principe toxique. Du temps d'Hippocrate, avec ses idées humorales, la matière morbigène diffuse dans le sang, de l'état de crudité passait à l'état de coction sous l'influence de la chaleur, puis au moment de la crise, elle était digérée et en état d'être éliminée sous forme d'évacuation critique : cette métaphore antique, qui dépeint en un tableau saisissant les différentes phases des maladies aiguës et fébriles, n'est pas inexacte quant au fond de l'idée qu'elle veut représenter.

Les progrès de la science ont essayé de donner un autre corps au principe toxique; à l'idée d'humeur on a substitué des êtres vivants, des micro-organismes. Qu'il y ait un vrai bacillus typhoïde spécifique, comme le veulent Eberth et Klebs, qui ne s'entendent pas d'ailleurs sur l'individualité de ce bacille, qu'il y ait des micrococcus, vulgaires agents de putridité dans la fièvre typhoïde comme dans toute autre maladie générale ! peu importe pour nous le corps du délit. Ce qui nous intéresse davantage, c'est que le principe infectieux, de quelque nature qu'il soit, s'élimine sous cette forme puis qu'en dernière analyse, à partir de cet épisode, la convalescence marche franchement et à grands pas.

CHAPITRE IV.

OBSERVATIONS.

Observation 1 (due à l'obligeance de M. Dreyfus-Brisac). — Fièvre typhoïde à tendance ataxo-adynamique. — Crise très nette à la suite d'une épistaxis au 13e jour de la maladie (obs. inédite).

L... D...-B..., interne des hôpitaux, 26 ans.

A la fin du mois de novembre 1876, L... D...-B..., qui était attaché à l'hôpital Laënnec où il y avait un grand nombre de cas de fièvre typhoïde et que la préparation d'un examen avait singulièrement fatigué, présenta les signes classiques de la dothiénentérie, avec prédominance très marquée des phénomènes nerveux. Anorexie, vertiges, insomnie, agitation, diarrhée peu abondante; pas de ballonnement du ventre.

3 décembre (8e jour de la maladie). Apparition des taches rosées bien nettes sur la paroi abdominale; puis le subdelirium, l'agitation incessante, l'insomnie, la surdité, accusèrent le caractère ataxo-adynamique de l'affection. Peu de phénomènes abdominaux, rien dans les poumons. Température axillaire oscillant de 38,4 à 39,8.

Traitement : Bromhydrate de quinine, à doses variant de 0 gr. 80 à 0 gr. 20 par jour.

8 décembre (13e jour). L'état général s'est singulièremen aggravé; agitation plus marquée, soubresauts des tendons, carphologie, délire de paroles continu. La température est, le matin, de 38,5; le soir, de 39,7. Bain tiède, on administre aussi, à 6 h. du matin, 20 centigrammes de bromhydrate de quinine et, à 3 heures, 30 centigrammes. *Dans la soirée, épistaxis peu abondante.*

9 décembre (14e jour). Dans la nuit du 8 au 9, se produit une détente brusque de tous les phénomènes nerveux, calme presque complet, disparition de la carphologie des soubresauts tendineux. La langue se nettoie et, le 9, au matin, la température axillaire est tombée à 37,4. Le soir, elle remonte seulement à 38,4.

10 décembre (15e jour). Amélioration continue. Température : le matin, 37°; le soir, 37,8.

A partir de ce moment, la convalescence s'établit franchement, et dès le lendemain, on commença à alimenter le malade; la température se releva pendant deux jours aux environs de 39, sans aucune complication, puis la chute thermique devint définitive, et la complète guérison survint rapidement.

Dans cette observation, la courbe montre une période d'état courte, mais assez grave avec des oscillations bien accusées. Une seule et peu abondante épistaxis, survenue dans la nuit du 8 au 9 (13e jour) double la rémission habituelle du matin). L'exacerbation vespérale n'est que de 1° et se montre inférieure de 1,4 à celle du soir précédent. Depuis ce moment, la température remonte peut-être un peu sous l'influence de l'alimentation, mais en somme, l'épistaxis a bien été critique.

Obs. II (communiquée par M. Dreyfus-Brisac). — Fièvre typhoïde prolongée adynamique. — Pneumonie. — Phlegmatia alba dolens des membres inférieurs. — Epistaxis dans une rechute au moment de la convalescence (obs. résumée).

W..., 17 ans, entre à l'Hôtel-Dieu, salle Sainte-Jeanne, service de M. Moissenet, le 7 octobre 1875.

Lorsque W... entra à l'hôpital, il était déjà souffrant depuis trois semaines environ (céphalalgie, anorexie, épistaxis, étourdissements, nausées, frissons); mais, depuis trois jours seulement, les phénomènes nets du début de la fièvre typhoïde s'étaient produits.

Du 7 au 12 octobre il présenta les signes habituels de la dothiénentérie à type adynamique, d'intensité moyenne avec température axillaire oscillant de 38° à 39°5. A ce moment se produisit une broncho-pneumonie à la base gauche, qui n'aggrava pas sensiblement l'état général, et dont les signes n'étaient plus perceptibles le 20 octobre.

Le 21 octobre, sous l'influence de sueurs abondantes, la température tomba à 37,7 le matin et 38,1 le soir. Mais la production d'eschares au sacrum et d'une phlegmatia alba dolens dans la jambe gauche, amènent la persistance du mouvement fébrile et de l'adynamie jusqu'au 5 novembre, moment où le malade paraît entrer en convalescence.

Le 7 novembre, il se produit une rechute très nette (langue sale, diarrhée).

Le 8 novembre, la température est le matin de 38,5 et le soir de 38,6; le pouls à 120 : il se produit une *épistaxis* abondante.

Le 9 novembre, la température a beaucoup baissé, mieux général.

Le 10 novembre, le malade se sent tout à fait mieux, il demande à manger. Température axillaire 38,3 et 38,8.

Le 11 novembre, l'amélioration s'accentue. Nouvelle *épistaxis*. Température 37,7 le matin, 38,1 le soir.

Depuis cette époque, la convalescence s'affirme, elle ne fut traversée par aucun accident.

Que devons-nous remarquer dans cette observation :

nous avons un malade chez qui une fièvre typhoïde vient d'évoluer, affectant constamment la forme congestive du côté des centres nerveux. Eh bien, notre malade est pris d'une rechute qui va affecter la même forme....! Non ! les épistaxis viennent, elles viennent phénomènes critiques, clore les accidents congestifs, elles amènent la chute rapide de la température, l'évolution rapide, écourtée de la fièvre typhoïde, et la convalescence commence aussitôt.

OBS. III (communiquée par M. Dreyfus-Brisac). — Fièvre typhoïde de moyenne intensité avec phénomènes ataxo-adynamiques. — Sueurs, épistaxis, congestion pulmonaire au moment de la défervescence, 17e jour de la maladie (obs. résumée).

F... Henriette, 22 ans, entrée le 23 août 1881 à l'Hôtel-Dieu, salle Sainte-Marie, n. 38 (service de M. Frémy, suppléé par M. Dreyfus-Brisac).

Malade depuis huit jours au moment de son entrée (céphalalgie, malaise, fièvre, coliques, diarrhée, trois épistaxis).

Le 24 août, on constate tous les signes d'une fièvre typhoïde à forme abdominale ; céphalalgie intense, abattement, insomnie, vertiges, anorexie, langue rouge sur les bords et à la pointe ; diarrhée verdâtre, gargouillement et douleur dans la fosse iliaque droite ; taches rosées. Température axillaire, le matin 39,8. Traitement : rhum 60 gr. Extrait de quinquina 4 gr. Lavement phéniqué à 0 gr. 50 centig.

Tempéraure à 5 heures, 41°. Un second lavement à 6 heures, 40°, à 7 heures 39°8, à 8 heures, 40,6.

A partir de ce moment, la fièvre typhoïde évolua dans les conditions ordinaires, avec une intensité moyenne ; les phénomènes ataxiques dominent la nuit, et dans la journée ce sont plutôt les phénomènes adynamiques qui l'emportent.

On continue le même traitement (toniques et lavements phéniqués) jusqu'au 31 août.

Le 31 août, l'état général du malade reste le même, mais la température axillaire a baissé ce matin pour la première fois jusque 38,4 ; on suspend la médication phéniquée.

Le 1er septembre au matin, la malade accuse un mieux-être sensible, à trois heures de l'après-midi il se produit des sueurs abondantes; la température prise à 5 heures est encore 39,2. Dans la soirée se produisent des *épistaxis* abondantes.

Le 2 septembre, l'amélioration s'accentue de plus en plus, la diarrhée est moins abondante, légères sueurs. Température du matin, 38,2, du soir 39,4.

Le 3 septembre, il s'est fait une poussée congestive vers les deux bases; mais l'amélioration s'affirme, la langue est nettoyée. A 10 heures, *épistaxis* assez abondante. Température du matin, 38,2, du soir 39°.

Le 4 septembre, la nuit a été bonne; la journée amène encore une amélioration constante. Température 37,8 et 38,8.

A partir de ce moment, malgré des poussées fébriles causées par deux attaques de nerfs qu'ont amenées des émotions vives, la convalescence s'établit progressivement. On apprit du reste à ce moment que la malade était sujette aux attaques d'hystérie.

Ici, les épistaxis, malgré leur abondance, malgré leur apparition, coïncidant avec celle de sueurs et de diarrhée, n'ont point eu vraiment une action bien nette sur la marche de la température ; mais cette malade était extrêmement touchée par le poison typhique, les phénomènes ataxo-adynamiques étaient nettement accusés; et la congestion pulmonaire survenant au moment de la défervescence a pu altérer sa marche. D'ailleurs, l'amélioration dans l'état général était consécutive à chaque épistaxis, et dans ce cas encore, nous pouvons dire qu'elles étaient réellement critiques.

Obs. IV. — Fièvre typhoïde avec épistaxis abondante au 13e jour. — Symptômes thoraciques et cutanés. — Guérison. — Service de M. Potain, hôpital Necker, salle Saint-Luc, n° 7 (obs. tirée de la thèse de Leconte, résumée).

Freuchard Principe, 20 ans, garçon boucher, entré le 6 juin 1878.

Dimanche, 2 juin, fatigue, faiblesse dans les membres inférieurs, dans la région lombaire, a travaillé jusqu'au 4 à midi, céphalalgie, vertiges, étourdissements; pas d'épistaxis.

Le 6 juin, langue rouge sur les bords, pas de vomissements. Gargouillement et douleur à la pression dans la fosse iliaque droite. Taches rosées : trois selles liquides. Température le soir, 40°. Pouls 92.

Le 7 juin. Pouls dicrote. T. 39,5 et 40,6.

Le 8 juin. Diarrhée. T. 39,6 le matin.

Le 9 juin. Insomnie, rêves, cauchemars. T. 40,2 et 40,4.

Le 10 juin. Vomissements alimentaires, râles sibilants à gauche. Quelques taches à la partie antérieure et inférieure du thorax. T. 40,4 et 40,6.

Le 13. Pouls un peu irrégulier à 96. T. 39,8 matin et soir. Diminution de la sonorité aux deux bases : peu de râles. Légère *épistaxis.*

Le 14 (13° jour). Dans la soirée *épistaxis* considérable, environ 500 grammes. La température baisse 39°, soir 39,2. Murmure un peu faible à la base.

Le 15. Son épistaxis est favorable. La température est moins élevée, la face est moins rouge. Pupilles moins dilatées. Souffle anémique.

Du 16 au 24. La température remonte un peu et se maintient aux environs de 40°; mais cette élévation coïncide avec des symptômes thoraciques plus accentués et avec une éruption de taches érythémateuses, de plaques d'herpès circinatus, le 20, une éruption miliaire.

Le 23, l'éruption fait place à des sudamina.

Le 26. La température baisse de plus en plus; la langue est peu chargée, humide; le ventre n'est plus ballonné, le malade commence à avoir faim. Il entre en convalescence et sort le 22 juillet.

Obs. V. — Fièvre typhoïde avec épistaxis abondantes. — Amélioration continue. — Guérison. — Hôpital Necker, service de M. Potain (thèse de Leconte).

Rochon (François), 20 ans, entré le 28 octobre 1879.

Malade déjà depuis une semaine. A depuis le début et maintenant encore tous les symptômes habituels de la fièvre typhoïde: céphalalgie, vertiges, bourdonnements, stupeur, ventre ballonné, douleur à la pression et gargouillement dans la fosse iliaque, diarrhée. Il est au huitième jour de sa maladie. La température est élevée le 29, le 30, elle est à 40,4 le soir ; rien de bien particulier ne se passe jusqu'au 3 novembre, où la température atteint 40,6.

Le 4 au matin, survient une *épistaxis* abondante, qui fait immédiatement baisser la température à 37,8 et le soir à 37,4. A partir de ce moment (15e jour), les symptômes s'amendent; le thermomètre remonte seulement deux fois à 39°, mais ne tarde pas à descendre à la normale, à laquelle il se maintient, le 14 et les jours suivants. Convalescence.

Ces deux observations, tirées de la thèse de Leconte, sont des exemples frappants, si nous pouvons nous exprimer ainsi, de l'influence bienfaisante de l'épistaxis sur la marche de la température et sur la diminution des symptômes typhiques; nous allons passer en revue quelques observations de la thèse de Chaumanet, en les résumant brièvement.

Obs. VI. — Fièvre typhoïde légère. — Epistaxis dans les prodromes et dans le cours, 11e jour (thèse de Chaumanet).

Delamarre (Joseph), 21 ans, charretier, entré à l'hôpital Beaujon, le 6 avril 1880, dans le service de M. le Dr Guyot.

Malade depuis huit jours : faiblesse, céphalalgie, étourdissements, insomnie, fièvre. Le 6, épistaxis 1/2 verre en se levant; vient à pied à l'hôpital.

Le 6. Aspect typhique, langue sèche, rouge à la pointe et aux bords; pas de taches, pas de gargouillement, pas de douleur.

Le 7. Température axillaire, 39,2; 39,8.

Le 8. Céphalalgie intense, fosse iliaque droite douloureuse. T. 39,2 et 40°.

Les 10, 11, 12. Température vespérale à 40°, avec rémission d'un degré chaque matin.

Le 13. T. m., 38,8 et 40°; quatre taches sur l'abdomen.

Le 14. *Epistaxis*, environ 90 gr. hier soir. Temp. le matin, 38°; le soir, 38,2.

Les 15, 16. Pas de diarrhée. Le malade a faim.

Le 19. Exeat sur sa demande.

Le malade qui a fait l'objet de cette observation, nous a présenté une température élevée, trois jours de suite, les 9e, 10e et 11e jours. Dans la soirée du 11e jour, il eut une épistaxis d'environ 90 grammes de sang, et l'abaissement thermique fut immédiatement de 2°. Le soir, la température ne se relève que de 2/10es. Dès lors, les autres symptômes s'amendèrent et la température se maintint à la normale.

Obs. VII. — Fièvre typhoïde à forme cérébrale. — Epistaxis dans les prodromes et au 28e jour. — Durée : trente jours (thèse de Chaumanet, obs. résumée).

Vaimbois, 26 ans, charpentier, entré à l'hôpital Beaujon, le 15 avril 1880, dans le service de M. le Dr Millard.

Le 7. Malade depuis huit jours, a eu deux épistaxis assez abondantes, diarrhée, taches rosées, pas de gargouillement, râles sibilants, langue rouge et sèche, légère prostration. Température 40,2 et 40,4, le soir.

Les 10 et 11. Langue humide; ventre un peu ballonné, agitation, délire. Temp. matin, 39,4; soir, 40°.

Le 12. Une sangsue derrière chaque oreille. Temp. 39,8 et 40,4.

Le 13. Disparition des accidents nerveux; abattement, somnolence, T. 38,8 et 40°.

Le 16. Toux, congestion pulmonaire (40 ventouses sèches). T. 39,2; 39,4.

Le 24. Langue moins sèche, congestion pulmonaire. T. 38°; 39,2.

Le 25. T. le matin, 39,2 ; *épistaxis* environ 80 gr. La congestion disparaît. T. le soir, 38,2.

Le 27. Le malade va bien, il commence à manger, il entr en convalescence.

Après avoir présenté, au début de sa dothiénentérie, deux épistaxis assez abondantes, ce malade a traversé trois septenaires sans saigner de nouveau. Vers le vingt-huitième jour (matin), nouvelle épistaxis assez copieuse (80 gr.) qui détermine une chute vespérale de la température de 1°. T. m., 39,2; soir, 38,2. Remarquons aussi que, sous l'influence de la perte de sang occasionnée par les sangsues, les accidents nerveux ont immédiatement disparu.

Obs. VIII. — Fièvre typhoïde. — Epistaxis dans les prodromes et dans le cours, 15e et 18e jours. — Symptômes cérébraux. — Durée : vingt-deux jours (thèse de Chaumanet), (obs. résumée).

Tandellier (Ernest), 26 ans, jardinier, entre le 13 avril 1880 dans le service de M. le Dr Guyot.

Depuis huit jours, malaise; 2 ou 3 épistaxis, un peu de diarrhée.

Le 13. Céphalalgie, insomnie, taches rosées.

Du 14 au 19. Marche régulière, ventre douloureux. T., de 38° à 39,5.

Les 17 et 18. Délire la nuit, diarrhée abondante, râles nombreux. T. 39° et 40°.

Le 19. Délire, diarrhée, taches nombreuses. T. 39,2 et 40°.

Le 20. Le matin, *épistaxis* (70 gr.), céphalalgie moindre, plus de délire. T. 38,6; le soir, 39°.

Les 21, 22. Diarrhée, ventre un peu élevé. T. entre 38,4 et 39°.

Le 23. *Epistaxis* dans la nuit, le malade se sent mieux.

Le 25. Peu de diarrhée. T. 38° et 38,4.

Puis, à partir du 28, le mieux s'accentue, la convalescence commence.

Ici, la première épistaxis (15e jour) a surtout agi sur la marche thermométrique, qui de 40°, tombe entre 39° et 38°. Cela dure jusqu'au dix-huitième jour, où une nouvelle épistaxis vient, sinon déprimer la courbe, au moins atténuer la céphalalgie et le délire déjà touchés d'ailleurs par la première.

Obs. IX. — Fièvre typhoïde. — Epistaxis dans les prodromes et le cours, 10e et 16e jours. — Symptômes cérébraux. — Durée : dix-sept jours (thèse Chaumanet, obs. résumée).

Debrouve (Arthur), entre le 24 mars 1880 à Beaujon, dans le service de M. le Dr Féréol.

Le 24. Début il y a huit jours; céphalalgie, épistaxis répétées, pas de taches, douleur et gargouillement, diarrhée, agitation, trémulation des lèvres, sibilances pulmonaires, quelques épistaxis ces derniers jours. T. le soir, 40,6.

Le 25. *Epistaxis* abondante cette nuit. Stupeur peu marquée. T. le matin, 37,6; le soir, 39,4.

Le 26. Délire la nuit, balbutiement, diarrhée, carphologie. T. 38° et 39,8.

Le 28. Dans la nuit, *épistaxis* abondante, défervescence de la température de 39,8 hier soir à 37, 6 ce matin; peu de diarrhée, presque plus de délire.

7 avril. Malade en pleine convalescence

Le tracé thermométrique de cette observation est remarquable par ses oscillations énormes dépassant 2 degrés. Les deux dépressions les plus fortes coïncident aux dixième et treizième jours avec les épistaxis, elles sont de 3° 1/2 ou de 2° 1/2, et le soir la température était encore de 1° 1/2 en-dessous de la veille.

Obs. X. — Fièvre typhoïde. — Epistaxis aux 15e, 20e, 21e et 22 jours. — Durée : vingt-six jours (Chaumanet, obs. résumée).

Therkelsen (Olé), 23 ans, menuisier, est reçu le 23 mars 1880, dans le service de M. le Dr Guyot.

Le 23. Début il y a huit jours, frissons, céphalalgie, diarrhée ; actuellement aspect typhique, signes classiques.

Du 23 au 28. Marche habituelle, un peu de délire. T. entre 39° et 39,8.

Les 28 et 29. Agitation dans la nuit. T. 39,8 ; soir, 40°.

Le 31. T. matin, 40°. *Epistaxis* (120 gr.) dans la journée ; plus de délire, chute de la température à 38°.

Les 1, 2, 3, 4 avril. Abattement, diarrhée. T. 39,8 et 40°.

Le 6. *Epistaxis* dans la nuit, chute de 40° hier soir à 38,4 ; soir, 38°.

Le 7. *Epistaxis* légère, langue humide. T. 38,6 et 38,8.

Le 8. *Epistaxis* dans la nuit. T. 37° et 38,4 le soir. Adynamie moindre.

Ce malade commence à manger le 10 de ce mois, et la convalescence marche à grands pas.

L'épistaxis du quinzième jour a été suivie d'nne défervescence remarquable de la température 2°, et cela, le soir. Le vingtième jour, une seconde épistaxis accentue la rémission matinale, et il y a même une légère dépression le soir ; le lendemain, une épistaxis légère est sans action et seulement sous l'influence d'une quatrième, le thermomètre indique une rémission de 2°.

Obs. XI. — Fièvre typhoïde. — Epistaxis aux 18e, 19e, 20e, 2 et 22e jours. — Durée : vingt-cinq jours (Chaumanet, obs. résumée).

Boivin, 29 ans, employé, entre le 13 mars 1880, dans le service de M. le Dr Guyot.

Le 13. Début il y a cinq jours, signes classiques. Temp. le soir, 40°.

Jusqu'au 24, même état. T. de 39,8 à 40° et même 40,4.

Le 24. *Epistaxis légère*, un peu de diarrhée. T. 38,6 ; le soir, 40°.

Les 25, 26, 27. *Epistaxis légère*, petite eschare sacrée.

Le 31. Toujours un peu d'adynamie. T. 38° et 38,4 ; encore *un peu de sang*.

1er avril. T. 36,6 ; le soir, 37°. Langue humide.

La période d'état s'est montrée ici d'une durée assez longue, puisque pendant onze jours la température s'est maintenue à 40° environ malgré les lotions vinaigrées : Alors les épistaxis apparaissent peu abondantes, mais nombreuses : aussitôt oscillations de 1°1/2, on ne peut nier l'action critique de l'épistaxis.

Obs. XII. — Fièvre typhoïde légère. — Epistaxis au 16e jour. — Durée : vingt jours (Chaumanet, obs. résumée).

Vandeur (J.-B.), 27 ans, briqueteur, entre le 16 septembre 1880, dans le service de M. le Dr Gombault.

Depuis le 28 avril, mal en train, anorexie, faiblesse; cesse son travail le 4 septembre.

Dès lors, faiblesse, insomnie, étourdissements.

Le 16. Signes classiques de la dothiénentérie, râles disséminés.

Les 17 et 18. Nombreux râles de congestion, diarrhée. T. 39,2 et 40°.

Le 22, à 8 heures du matin, *épistaxis* (70 grammes). Le malade respire mieux, céphalalgie beaucoup moins forte. T. m., 39, 6; s., 38°.

Le 26. Plus de diarrhée, bon appétit; le mieux s'accentue, la convalescence commence.

Chez ce malade, la fièvre a été en général modérée; il est survenu de la congestion pulmonaire intense qui s'est atténuée beaucoup à la suite de l'épistaxis du seizième jour. Cette perte de sang a aussi amené la diminution de la céphalalgie, et une chute de 1°,6/10° de la température vespérale.

Obs. XIII. — Fièvre typhoïde légère. — Epistaxis au 15e jour. — Durée : dix-huit jours (Chaumanet, obs. résumée).

Grancheron (Michel), 21 ans, homme de peine, est reçu le 25 septembre 1880, dans le service de M. le Dr Guyot.

Début le 12 septembre par des frissons, courbature, puis anorexie, douleurs abdominales. A son entrée, symptômes classiques, légère sibilance dans les deux poumons, fièvre modérée, 39° et 38,6.

Le 28. Céphalalgie vive, langue sèche. T. 38° et 38,8.

Le 30. La nuit dernière, *épistaxis* abondante, la céphalalgie disparaît, le malade se trouve bien. T. le matin, 36,6; le soir, 37,6.

Les 1, 2 octobre. Le mieux s'accentue. T. à 37°. Bon appétit. Convalescence.

Ce cas a été extrêmement léger. L'épistaxis du quinzième jour a fait baisser de 2° le tracé qui n'avait jamais dépassé 39°, la température a remonté d'un degré le soir, mais depuis elle a oscillé autour de la normale ; il est impossible de nier que l'épistaxis ne donne le signal, ne soit la cause de cette amélioration, de cette chute thermique.

Obs. XIV. — Fièvre typhoïde. — Epistaxis. — Température élevée, 40°. — Epistaxis, chute de la température. — Sueurs et épistaxis. — Epistaxis pendant la convalescence (Bourneville, 1873, obs. résumée).

Bég... (Pierre-Louis), 21 ans, entre le 13 novembre à la Pitié, salle Saint-Athanase, n° 31, service de M. Marrotte.

Début le 6 novembre, malaise, céphalalgie, inappétence, courbature générale, très forte, sommeil mauvais, rêvasseries, cauchemars, pas d'épistaxis.

Le 13 (8e jour). Langue rouge, sèche; ventre un peu tendu; pas de taches; diarrhée, vertiges. Pouls 100. Température rectale 41°.

Le 14. Pouls, 96. T. rect., 40,8 matin et soir. Deux taches rosées.

Le 15. Gargouillement, taches plus accusées. T. 40,8.

Le 16. Fuliginosités. *Epistaxis* assez abondante. T. m., 40,4; s., 39,8; selles diarrhéiques assez copieuses.

Le 17. T. m., 39,2. La rémission du douzième jour est

bien évidente; sécheresse et rougeur de la langue ; une selle. T. s., 40.3.

Le 18. T. m. et s. 40° à peine; éruptions de sudamina.

Le 19. T. m.. 40.3. *Epistaxis*. T. s.. 40.2.

Le 20. Trois ou quatre garde-robes diarrhéiques. T. 39°. sueurs abondantes; trois selles. T. s., 38.9.

Le 22. Sudamina, un peu de diarrhée. T. m., 38,5; s. 39,4.

Le 23. T. m., 38,7. Sudamina, épistaxis légère dans l'après-midi. T. s., 39,2.

Du 24 au 28. T. m., 37°. T. s., 37,6 ou 37,8.

Le 28. T. m., 37.4. *Epistaxis* peu abondante; sueurs. T. s., 37,2.

Du 29 au 2 décembre. Excellent état général, un peu de vertige dans la station assise ou debout, la température reste aux environs de 37°.

Le 3. T. m., 37.4. *Epistaxis*, vertiges. T. s., 37°.

Le 4. T. m., 37,6. *Epistaxis* légère. T. s., 37°.

Le 5. T. m., 37,5. *Epistaxis*. T. s., 36.5.

Le 9. *Epistaxis*; les 10 et 11, *épistaxis* assez abondante; la convalescence suit du reste son cours régulier. Exeat le 27 décembre.

Nous voyons dans ce cas, une première *épistaxis* être suivie, le 16 novembre, d'une diminution de la température, de 6/10es de degré, et cela le soir (dixième et onzième jours). Le 19 novembre (seizième jour), au lieu de l'exacerbation vespérale, nous notons une température inférieure d'un dixième de degré à celle du matin : dans l'après-midi, le malade avait eu une seconde *épistaxis*. Enfin, pendant la convalescence (28 novembre, 3, 4, 5, 9 décembre), nous trouvons un abaissement de la température du soir, que les épistaxis de la journée peuvent seules expliquer. Certes ici, ces hémorrhagies n'ont point été critiques dans le sens propre du mot, mais en abaissant la température, elles ont permis au processus morbide d'évoluer plus vite et sans causer autant de dégâts.

Obs. XV. — (Chédevergne, observation très résumée.)

Rodes (Joannès), 10 ans, entré le 29 novembre 1863, à l'hôpital des Enfants, salle Saint-Jean, n° 20.

Fièvre typhoïde grave avec prédominance cérébrale, somnolence, stupeur, lenteur, puis abolition de l'intelligence : le délire alterne avec le coma ; cris hydrencéphaliques, pouls lent et irrégulier, douleur abdominale vive, météorisme, constipation d'abord, puis diarrhée légère ; sulfate de quinine et toniques. Le dix-huitième jour de la maladie, *épistaxis* assez abondante accompagnée d'une amélioration dans l'état général de l'enfant, épistaxis coïncidant avec l'apparition de selles copieuses diarrhéiques, auparavant fort rares. Deux jours après, nouvelle *épistaxis*, pas de diarrhée. Convalescence et guérison au bout de trente jours de maladie.

Obs. XVI. — (Chédevergne, observation très résumée.) — Fièvre typhoïde légère.

Roussel, 30 ans, entré le 26 juillet 1863 à la Maison de santé. Coloration rouge des téguments externes et internes ; miliaire, sudamina, sueurs abondantes, taches rosées lenticulaires ; *épistaxis* répétées et expectorations sanguinolentes ramenant des caillots de sang de l'arrière cavité des fosses nasales (vers le 20e jour de la maladie), se répétant pendant cinq ou six jours ; puis chute de la température et convalescence franche avec grand amaigrissement vers le trente-cinquième jour de la maladie.

Obs. XVII. — (Chédevergne, obs. très résumée.)

Rougier (Antoine), le 16 avril 1883, entre à la Maison de santé. Fièvre typhoïde assez légère : diarrhée peu marquée, taches rosées, deux ou trois sur les parois abdominales. Délire, facies congestionné : accidents cérébraux graves imminents. Deux *épistaxis* extrêmement abondantes, une le dixième jour, l'autre le douzième jour. Depuis, la fièvre est tombée, les symptômes cérébraux ont disparu ; on le tonifie, et il part en bon état vers le vingt-troisième jour.

Obs. XVIII. — (Chédevergne, obs. très résumée.)

Massot (Robert), 25 février 1863, entre à la Maison de santé. Au début, délire, *épistaxis* abondante le septième et le huitième jour, puis amélioration rapide, malgré la faiblesse provenant de l'abondance de l'hémorrhagie; on relève le malade au moyen des toniques et la convalescence s'établit franchement une dizaine de jours après.

Ces quatre observations tirées de Chédevergne nous offrent des épistaxis survenant presque chaque fois, surtout dans les observations XV et XVI, à une période déjà tardive, et chaque fois nous voyons l'épistaxis suivie presque immédiatement d'une chute tout à fait sensible de la température, de la diminution des phénomènes congestifs, de la disparition des troubles nerveux.

Obs. XIX. — Fièvre typhoïde à forme anormale; longue durée. — Délire. — Accès d'oppression. — Epistaxis au 28e jour. — Chute de la température (observation communiquée par M. Vidal, externe, lauréat des hôpitaux, inédite).

K..., lieutenant au 17e bataillon de chasseurs, entre le 2 septembre dans le service de M. le docteur Hattut, médecin en chef à l'hôpital militaire du Gros-Caillou.

Malade depuis une huitaine de jours, il a eu d'abord de la céphalalgie, peu de diarrhée, pas d'épistaxis, une courbature généralisée, une sensation de faiblesse surtout aux membres inférieurs. Insomnie continuelle ou cauchemars; pas de toux, mais depuis quatre jours déjà il est malade à la chambre, alité.

Le 2 septembre 1883. A son entrée, il présente tout à fait l'aspect typhique classique; la langue est sèche et blanche au centre, rouge à la pointe et sur les bords, un peu trémulante, le ventre est un peu ballonné, gargouillements et douleurs à la pression dans la fosse iliaque droite. La diarrhée, depuis quelques jours, est devenue plus abondante; taches rosées très nettes sur le ventre. Un peu de tendance à l'adynamie : étourdissements; rien dans les poumons. Température, soir 40°.

Le 5. L'état du malade est toujours le même ; la température oscille chaque jour entre 40° et 41°. Etat adynamique prononcé, diarrhée un peu diminuée; à l'auscultation, sibilances disséminées surtout aux bases. Accès d'oppression que ne peut expliquer l'état pulmonaire, et dont il faut accuser plutôt l'origine nerveuse.

Le 10. Malgré les lotions vinaigrées et le sulfate de quinine, la température s'obstine à rester élevée, le soir elle atteint fréquemment 41°, et le matin elle descend rarement au dessous de 40°, congestion hypostatique légère, accès d'oppression, un peu de délire.

Le 15. Même état, même température élevée. L'examen le plus minutieux ne fait point reconnaître la cause de la fixité de cette température. Délire un peu plus accusé. Température matin 40°. Temp. soir 40,8.

Le 20. En arrivant le matin, on apprend que le malade a eu pendant la nuit une *épistaxis* abondante; les phénomènes congestifs ont sensiblement diminué, plus de délire, mieux évident. La température axillaire, qui était hier soir de 41°, est ce matin de 38,5. Le soir elle remonte à 39,2 ; plus de diarrhée, presque plus rien dans les poumons, plus d'accès d'oppression.

Le 21. Tempér. matin 38°, soir 38,5; le mieux s'accentue, plus de délire, plus rien dans les poumons.

Le 23. Tempér. matin 37,5, soir 38°; le malade a faim, il commence à manger un tout petit peu.

De ce jour la convalescence s'est complètement établie; sous l'influence de l'alimentation, peut-être un peu trop abondante, le malade a vu deux jours de suite sa température remonter à 39°, mais cela n'a rien été et bientôt il sortait de l'hôpital, encore faible, mais guéri.

On ne peut encore nier dans cette observation l'influence critique de l'épistaxis survenue tardivement, (vingt-huitième jour) dans le cours d'une fièvre typhoïde à forme anormale, ayant une période d'état de trois septenaires, où la température oscillait entre 40 et 41 degrés, où le délire était constant. L'hémorrhagie nasale est venue, immédiatement la température tombe de 2,5/10, le délire disparaît et ce n'est point éphémère ; de ce jour, la maladie est en régression, la convalescence est bientôt établie.

Obs. XX. — Fièvre typhoïde légère. — Epistaxis critique au 13e jour. — Chute de la température (obs. personnelle).

Matoux (Louis), âgé de 26 ans, peintre sur porcelaine, entre le 27 mai 1883 dans le service de M. Bernutz, suppléé par M. le docteur Barth, salle Saint-Louis, n° 3, hôpital de la Charité.

Malade depuis douze jours; vers le 14 ou le 15 il fut pris de céphalalgie frontale assez violente, étourdissements, en même temps lassitude extrême dans les membres inférieurs, sensation de vertige dans la position assise, un peu de diarrhée, pas de toux. Il put continuer à travailler quelques jours encore, mais depuis trois jours déjà il a été forcé de s'aliter.

Le 27 mars. A son entrée, il se plaint encore de céphalalgie, bourdonnements d'oreille, éblouissements, vertiges et étourdissements. Douleurs de ventre, abdomen ballonné, diarrhée abondante de couleur jaunâtre. Sensibilité dans toute l'étendue aux deux fosses iliaques, mais surtout exagérée à droite, où l'on trouve du gargouillement. Pas de vomissements, langue blanche, sèche, rouge sur les bords. Paralysie vaso-motrice. Nœud musculaire. Rate peu sensible à la percussion. A l'auscultation, râles de bronchite disséminés dans les deux poumons. Pas d'angine, pas de taches apparentes. Conservation de l'intelligence, pas de délire. Température axillaire, ce soir 40,2. Pouls fort, un peu dicrote à 80°.

Le 28. Cette nuit, le malade a eu une *épistaxis* qui a duré environ une demi-heure; il se trouve mieux, pas de taches, moins de diarrhée, sensibilité abdominale toujours présente; la langue est bien nettoyée, la température est tombée ce matin à 38° et le soir à 37°.

Le 29. Plus de diarrhée, langue bonne, le ventre n'est plus sensible; l'état général du malade est extrêmement bon. T. matin 37°, soir 38,2.

Depuis ce jour, la convalescence est nettement établie, et le malade sort trois ou quatre jours après cette rapide amélioration.

Nous avons certainement eu affaire ici à un cas léger, qui se serait bien probablement terminé favorablement sans l'épistaxis, mais on ne peut nier qu'elle n'ait donné ici le signal brusque de la guérison en amenant une chute de la température de plus de 2° au treizième jour, c'est-à-dire à la fin du second septenaire.

Obs. XXI. — Fièvre typhoïde d'intensité moyenne. — Epistaxis au 19e et au 21e jour. — Guérison rapide (obs. personnelle).

Arasmussen (Paul), âgé de 23 ans, né à Copenhague, entre le 6 octobre 1883 à l'hôpital de la Charité, salle Saint Louis, n° 28, service de M. Bernutz, suppléé par M. Dreyfus-Brisac.

Ce malade, d'origine danoise, ne parle pas le français, aussi les renseignements que nous pouvons obtenir de lui sont-ils assez sommaires. Il est à Paris, employé comme cordonnier depuis cinq mois, et il est malade depuis quinze jours. Il a été pris de céphalalgie frontale, sans épistaxis ni vertiges, puis il a eu des douleurs colliquatives avec diarrhée, cependant depuis quatre ou cinq jours il est plutôt constipé.

A son entrée, le 6 octobre, son état intellectuel paraît être intact, la céphalalgie a presque complétement disparu, il se plaint surtout de son ventre. Il n'y a pas de taches rosées sur son abdomen un petit peu sensible et légèrement météorisé. Gargouillement dans la fosse iliaque droite. Rien à la rate, rien au cœur ni aux poumons. Langue saburrale, pas de prostration. Urines jumenteuses, pas d'albumine. Température rectale, le soir 41,2.

Le 7 octobre. Tempér. matin 40,8. Même état. 1 gr. de sulfate de quinine. Tempér. soir 41,2.

Le 8. L'aspect de notre malade est un peu plus caractéristique. Langue un peu tremblante, pendant la nuit, léger subdelirium; le jour il y a plutôt tendance à l'adynamie, tranquillité absolue; pouls 90 dicrote. Nombreuses taches rosées lenticulaires disséminées sur l'abdomen, le thorax et la racine des membres inférieurs. Rien aux poumons. Urines légèrement albumineuses. Traitement : 1 gr. de sulfate de quinine, 1 verre d'eau de Sedlitz. Tempér. matin 40,5, soir 41°.

Le 9. Tempér. matin 39,8, soir 40,2. Même état, même traitement.

Le 10. Tempér. matin 40,2. Vers midi survient une *épistaxis,* environ 50 à 60 grammes, la température baisse le soir à 39,8, le malade qui avait été très agité la nuit dernière, voulant se lever à toute force, au point qu'on fut obligé de lui mettre les planches, est maintenant absolument tranquille. Il ne va à la selle qu'avec un lavement de glycérine, pas de météorisme abdominal.

Même traitement : 1 gr. de sulfate de quinine.

Le 11. L'amélioration semble se continuer, la température rectale ce matin est à 38,2. Même traitement. Température soir 39,8.

Le 12. Température matin 39°, soir 40,2. Même traitement.

Le 13. Dans la nuit, *épistaxis* abondante, la température tombe à 38,8, l'état général semble un peu amélioré, il n'y a plus de diarrhée, plus de météorisme, la langue est bonne, suppression du sulfate de quinine. Tempér. soir 39,6.

Le 14. L'amélioration est sensible. Températ. matin 38,2, soir 37,2.

Le 15. Tous les symptômes typhiques sont disparus. Température matin 37,6, soir 38,2 ; le malade demande à manger.

A partir de ce jour, la convalescence s'est nettement établie, la température oscille aux environs de 37° ; le 22, il commence à manger un œuf; le 25, une côtelette, il n'eut point de febris carnis, et le 4 novembre il sortait guéri.

Cette observation nous présente deux épistaxis à la fin du troisième septenaire ; quelle fut leur action ? La première, au dix-neuvième jour, peu abondante, amena cependant un abaissement évident de la température, puisque l'exacerbation vespérale fut remplacée par une chute de 4/10es de degré, et que le lendemain la température était descendue encore de 1 degré et 6/10es ; mais cette première épistaxis eut peu d'influence sur l'état général, c'est la seconde, plus abondante au vingt-unième jour, deux jours après, qui jugea la maladie, amenant un abaissement moins marqué de la courbe thermométrique, mais une diminution nette de tous les symptômes fâcheux.

Obs. XXII. — Fièvre typhoïde légère. — Traitement nul. — Epistaxis au 14e jour. — Chute de la température (obs. personnelle).

Souazay (Joseph), 20 ans, typographe, est admis le 13 novembre 1883 à l'hôpital de la Charité, salle Saint-Louis, nº 13, service de M. Bernutz, suppléé par M. le docteur Dreyfus-Brisac.

Malade depuis une huitaine de jours, début par céphalalgie sans épistaxis, bourdonnements d'oreille, pas de nausées, pas de vomissements ni de vertiges. Lassitude générale assez marquée. Insomnie.

A son entrée, le 13 novembre, il présente les symptômes suivants : ventre un peu ballonné, sensible à la palpation dans la fosse iliaque droite; depuis trois jours, constipation précédée de diarrhée; conservation de l'intelligence; langue assez sèche, quelques taches rosées lenticulaires sur l'abdomen, le foie est normal, la rate est peu accessible à la percussion, nœud musculaire. Léger prolongement du premier bruit à la pointe. Urines assez foncées en couleur sans albumine, ni coloration noire par l'acide nitrique.

Traitement : 2 verres d'eau de Sedlitz. Température axillaire le soir 38,8.

Le 14. Même état. Tempér. matin 38°, soir 38,4.

Le 15. Même état. Pas de traitement. Tempér. matin 38°, soir 39°.

Le 16. Pas de traitement. Tempér. matin 38°, soir 39,2.

Le 18. Température matin 38°, soir 39,5. Pas de traitement.

Le 19. Depuis hier soir, grand malaise général, la céphalalgie qui l'avait quitté, revient plus forte qu'auparavant. Un peu de diarrhée, langue sèche. Tempér. matin 40°, soir 40,2. Pas de traitement.

Le 20. Hier soir on a constaté sur tout le corps du malade une éruption presque confluente de sudamina avec des sueurs profuses et quelques *gouttes de sang* s'écoulent du nez, environ 40 à 50 grammes.

Les urines sont plus claires, plus abondantes; le malaise d'hier a complétement disparu, plus de diarrhée, plus de céphalalgie, langue humide, encore un peu blanche. Tempér. matin 38,3, soir 39°.

Le 21. L'amélioration s'accentue. Température matin 38°, soir 38,3.

Le 22. Commencement de la convalescence. Température matin 37,2, soir 37,4.

Depuis ce jour, la température oscille entre 37° et 37,8. Le malade sentit le besoin de manger et se rétablit rapidement.

L'épistaxis a coïncidé ici avec l'éruption de sudamina, et la chute thermique a été de 2°; nous pouvons admettre que les symptômes cutanés ont été pour quelque chose dans l'abaissement de la température, mais il ne faut pas leur donner tout; l'épistaxis réclame sa part, et quand on jette un coup d'œil sur les observations qui précèdent, on est forcé de la lui donner.

En résumé, les épistaxis relatées dans les diverses observations que nous venons de présenter n'ont pas toutes exercé la même influence sur la courbe thermométrique; presque toutes ont été suivies d'une défervescence considérable de la température : tantôt l'exacerbation vespérale a été remplacée par un abaissement d'un degré ou de quelques dixièmes de degré, et la chute s'est accentuée le matin, tantôt la rémission du matin, alors qu'elle était peu accusée la veille, a été de 2° et même davantage.

Quelques-unes peu abondantes paraissent n'avoir point d'action bien sensible sur la marche de la température; mais au lieu de n'étudier que le tracé thermométrique, fixons notre attention sur le texte même de l'observation, et nous verrons constamment une amélioration dans l'état général du malade, nous verrons disparaître le délire s'il existait antérieurement, nous verrons la langue se nettoyer, et cela en un si court espace de temps, que l'on peut justement donner le nom de *critiques* aux *épistaxis* qui en ont été cause.

Et même, en laissant de côté l'action bienfaisante des épistaxis dans les cas de dothiénentérie à forme cérébrale, nous la constatons aussi dans les manifestations congestives du poumon, et Cazalis dit à ce sujet : « La déperdition sanguine naturelle doit avoir une influence analogue à celle des saignées et des ventouses ; l'épistaxis annonce une congestion sur la muqueuse de Schneider, par conséquent un mouvement fluxionnaire actif extérieur, et l'hémorrhagie nasale a pour effet de modérer les hémorrhagies internes. »

Ajoutons que chez nos malades les épistaxis n'ont pas été accompagnées d'autres hémorrhagies, et nous pouvons nous demander avec le professeur Lorain si leur influence favorable sur la température et les symptômes typhiques n'est pas due précisément à l'absence d'hémorrhagies par d'autres voies. Lorain, dans ses leçons cliniques sur la température du corps humain, publiées par M. le professeur Brouardel, cite trois observations de dothiénentérie avec épistaxis; les deux premières sans autres hémorrhagies eurent une prompte guérison, la troisième, accompagnée d'hémorrhagies multiples, eut une terminaison fatale à bref délai.

Leur coïncidence avec d'autres hémorrhagies prouve une adynamie des plus graves, caractérisée par la faiblesse et la fréquence du pouls, la sécheresse de la langue et de la peau, les désordres intellectuels, la parésie ou la paralysie des sphincters, la trémulation des lèvres et les soubresauts des tendons, puis tous les signes du marasme, cachexie et mort.

Devons-nous parler du traitement de ces épistaxis? non! Elles sont favorables, donc il ne faut point les arrêter; cependant si leur abondance, leur retour fréquent déterminaient un affaiblissement assez considérable du sujet pour qu'il en résultât quelque inconvénient, on devrait chercher à les arrêter.

Nous citerons seulement la médication tonique, les astringents donnés tant à l'intérieur qu'à l'extérieur, l'ergotinine en injections hypodermiques, enfin, en dernier lieu, le tamponnement des fosses nasales.

CHAPITRE V

CONCLUSIONS

1° Les épistaxis survenant dans le cours de la fièvre typhoïde, soit à la fin du second, soit dans le troisième septenaire ou même plus tard, ont une influence favorable manifeste sur la marche de la maladie.

2° Copieuses, elles sont *critiques*, car elles agissent surtout sur la température, amenant une chute réelle, ordinairement non suivie d'une nouvelle ascension.

3° Peu abondantes, elles sont encore *critiques*, car si elles ont peu d'action immédiate sur la courbe de la température, du moins elles améliorent l'état général du malade, et l'abaissement thermique ne tarde pas à se produire.

4° Leur action bienfaisante est surtout sensible dans les formes congestives, cérébrales ou pulmonaires.

5° Leur pronostic est favorable si elles ne coïncident pas avec d'autres hémorrhagies.

6° Il ne faut les traiter que si leur abondance débilitait trop le malade.

INDEX BIBLIOGRAPHIQUE.

BONHOMME DE MONTAIGUT. — Contribution à l'étude de l'épistaxis. Thèse Paris, n° 140, 1882.

BOURNEVILLE. — Notes et observations cliniques et thermométriques sur la fièvre typhoïde. Paris, 1873.

CAZALIS. — De la valeur de quelques phénomènes congestifs dans la dothiénentérie. Thèse Paris, 1874.

CHAUMANET. — Epistaxis de la fièvre typhoïde : leur influence sur la température et les symptômes cérébraux et thoraciques leur signification pronostique. Thèse Paris, 1880.

CHÉDEVERGNE. — De la fièvre typhoïde et de ses manifestations congestives inflammatoires et hémorrhagiques. Paris, 1864.

DIEULAFOY. — Manuel de pathologie interne. Tome II, 1883.

GENIA. — De l'épistaxis. Thèse Paris, 1876.

GRIESINGER. — Traité des maladies infectieuses, 2e édition. Trad. Lemattre, annotée par Vallin. Paris, 1877.

GRISOLLE. — Traité de pathologie interne. Tome I. Paris, 1879.

HIRTZ. — Dict. de méd. et de chir. prat. Art : Chaleur dans les maladies. Tome VI, 1867, et article Crise. Tome X, 1869.

JACCOUD. — Traité de pathologie interne. Tomes II et III, 1883.

LAVERAN et TEISSIER. — Manuel de pathologie interne, 1879.

LECONTE (E.). — Des hémorrhagies dans la fièvre typhoïde, étude pathogénique et pronostique. Thèse Paris, 1881.

LIEBERMEISTER. — Ziemssen's Handbuch, 1874.

POTAIN. — Leçons cliniques sur la température du corps humain, publiées par les soins de M. le professeur Brouardel. Paris, 1878.

MARTINEAU. — Dict. de méd. et de chir. prat. Art. Epistaxis, 1870.

MURCHISON. — Traité de la fièvre typhoïde. Traduction de Lutaud. Paris, 1878.

VIENNOT. — De l'épistaxis en général et de sa valeur comme élément de diagnostic et de pronostic. Paris, thèse 1880.

Paris. — A. PARENT, imp. de la Fac. de médec., A. DAVY, successeur, 52, rue Madame et rue M.-le-Prince, 14.

www.ingramcontent.com/pod-product-compliance
Ingram Content Group UK Ltd.
Pitfield, Milton Keynes, MK11 3LW, UK
UKHW021020200726
13857UKWH00004B/1506